ALOE VERA
ROSA MOSQUETA

SEPA CUÁLES SON SUS PROPIEDADES CURATIVAS

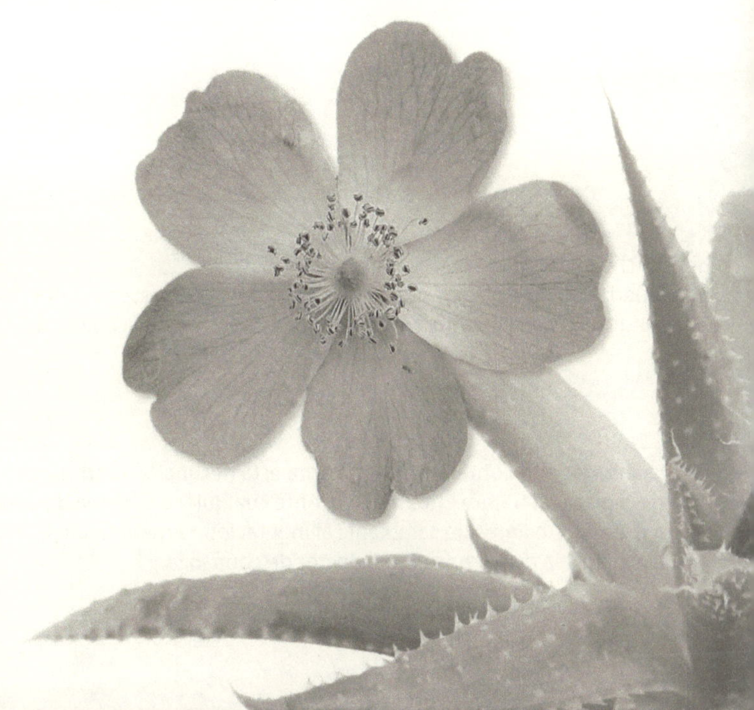

Best, Andy
   Aloe vera y rosa mosqueta.

   1. Plantas medicinales. I. Título

La información contenida en esta obra está destinada a completar y no a
reemplazar el tratamiento médico. Ante cualquier problema de salud (físico
o psíquico), o antes de cambiar la alimentación, la medicación o la rutina de
ejercicios, se debe consultar al doctor de confianza.

• • • • •

Introducción

La Real Academia Española define al *aloe vera* como una "planta perenne de la familia de las liliáceas, con hojas largas y carnosas, que arrancan de la parte baja del tallo, el cual termina en una espiga de flores rojas y a veces blancas. De sus hojas se extrae un jugo resinoso y muy amargo que se emplea en medicina".

Por otro lado, define a la *mosqueta* como un "rosal con tallos flexibles, muy espinosos, de tres a cuatro metros de longitud, hojas lustrosas, compuestas de siete hojuelas ovales de color verde claro, y flores blancas, pequeñas, de olor almizclado, en panojas espesas y terminales".

De manera sencilla y en unas pocas líneas la entidad madre de nuestra lengua menciona a estas dos variedades como dos especies más del reino vegetal. Y en un punto es así. Ambas pueden adornar nuestro jardín, embellecer un balcón o habitar un rincón de nuestra terraza en una maceta o vasija; sin embargo, pueden ser mucho más que ello.

Desde hace varios miles de años el hombre descubrió que muchas de las hierbas y plantas que la naturaleza ponía a su disposición contaban con propiedades curativas para tratar dolencias, trastornos y enfermedades. El aloe vera y la rosa mosqueta son dos de esas especies que pueden contribuir de manera significativa en el cuidado corporal y en la protección de la salud.

Durante muchos años el aloe vera fue una especie absolutamente medicinal que se empleaba para una gran cantidad de afecciones. Sin embargo, con el correr del tiempo y aún siendo una de las especies más populares, se ha centrado su uso en los diversos trastornos de la piel.

Por su lado, la rosa mosqueta es una planta casi silvestre que proviene de Europa. Famosa por su cantidad de vitaminas y propiedades regenerativas se ha usado desde hace siglos en el tratamiento de muchas enfermedades y daños de la piel.

A lo largo de estas páginas presentaremos las características de ambas especies, usos y aplicaciones para la salud. También presentamos un apéndice con información sobre la piel y otras hierbas curativas que debemos conocer.

EL
ALOE VERA

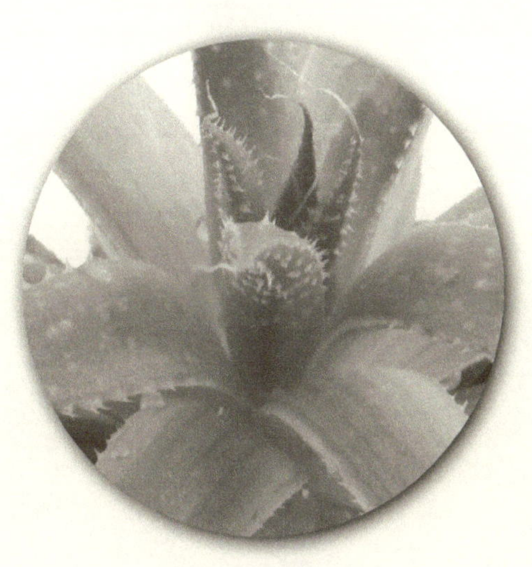

Sus características

El aloe es una planta que se cultiva para uso medicinal y para decoración. Tiene su origen en el norte y el este de África (especialmente en la zona de Congo) y en la Península Arábiga. A través de los años ha sido introducida y cultivada en las islas Canarias (España), en México y en varias zonas de Sudamérica.

Hoy se conocen alrededor de 300 variedades de esta planta.

Para comenzar a describirla y a conocer su fisonomía y sus aspectos principales, podemos decir que el aloe vera:
- es una especie perenne;
- posee hojas suculentas dispuestas en rosetas;
- sus hojas pueden alcanzar los 50 centímetros de largo y los 6 ó 7 de grosor
-a su vez las hojas están compuestas de tres capas:
A) Una protección coriácea exterior.
B) Una capa fibrosa debajo de ésta — donde se aloja la aloína, el ingrediente activo empleado como laxante en preparados farmacéuticos, y cuyo gusto amargo sirve a la planta como protección contra los predadores —.
C) Un corazón gelatinoso donde almacena sus reser-

vas de agua y con el que se preparan innumerables productos farmacéuticos.

-estas hojas son alargadas, puntiagudas, y surgen casi desde el piso en los ejemplares jóvenes;

-por otro lado, los ejemplares más antiguos poseen un tallo corto y robusto;

-se caracteriza por poseer flores pequeñas, tubulares y de color amarillo o rojizo;

-para fecundar las flores necesitan polinización cruzada y esta es llevada a cabo especialmente por aves y mariposas debido a su visión preferencial de estos colores.

En algunas regiones popularmente suele llamarse aloe vera al aloe saponaria (aloe maculata).

El aloe vera es semejante en aspecto a un agave, que pertenece a la familia agavaceae. Este solo crece en climas cálidos y se encuentra especialmente en las regiones más secas de América, Asia, Europa, África y Australia.

Sus propiedades

Como dijimos, son alrededor de 300 las variedades de aloe vera conocidas. Sin embargo, no todas ofrecen las mismas propiedades curativas. Si bien casi todas poseen beneficios, algunas de ellas son más potentes.

Básicamente, el aloe vera es rica en:

- vitaminas
- minerales
- aminoácidos
- enzimas

Entre sus componentes con propiedades curativas que la conforman, podemos encontrar:

- Aloemodina: regula el funcionamiento de la mucosa intestinal.

- Aloeoleína: mejora úlceras duodenales y estomacales. Disminuye la acidez.

- Aloetina: neutraliza el efecto de las toxinas microbianas.

- Aminoácidos: interviene en la formación de proteínas.

- Carricina: refuerza el sistema inmune y ayudaría a las defensas.

- Creatinina: resulta fundamental en las reacciones de almacenaje y transmisión de la energía.

- Emolina, emodina, barbaloina: generan ácido salicílico de efecto analgésico y antifebril.

- Fosfato de manosa: agente de crecimiento de los tejidos con efecto cicatrizante.

- Minerales: calcio, magnesio, fósforo, potasio, zinc, cobre.

- Mucílago: actividad emoliente sobre la piel.

- Saponinas: antiséptico.

- Fitosteroles: de acción antiinflamatoria.

- Mucopolisacáridos: responsables de la hidratación celular.

- Hormonas vegetales: estimulan el crecimiento celular y la cicatrización.

- Enzimas: intervienen en la estimulación de las defensas del organismo.

Todas estas particularidades hacen del aloe vera una planta especial para tratar todas las afecciones de la piel. Por ello es empleada en la más diversa variedad de productos de cosmetología. La podremos encontrar como componente de:

- geles
- lociones
- cremas para el dolor y la inflamación
- productos para la regeneración de la piel
- medicamentos para aliviar quemaduras e irritaciones

El gel de la planta (gel aloe) sacado de la parte central de la hoja es un remedio casero muy popular para cortes pequeños o quemaduras leves (por ejemplo, quemaduras del sol).

Sus usos

El aloe vera es, como explicamos, una planta muy empleada en todo tipo de afecciones y molestias de la piel. Su uso es amplio y variado. Entre otras aplicaciones habituales están:

- Quemaduras leves de la piel.

- Algunos casos de psoriasis

- Herpes genitales

Pero también es utilizado y está siendo probado en otras complicaciones y en otras aplicaciones, como por ejemplo:

Diabetes
El jugo de aloe puede contribuir a bajar los niveles de azúcar en la sangre.

Suplemento para el sistema digestivo
Alteraciones como indigestión, síndrome de colon

irritable y colitis han experimentado alivio tomando aloe vera.

Prácticas dentales.
Estimulantes inmunológicos.
En algunos medicamentos para el asma.

Su cultivo

El aloe vera es una planta que se puede cultivar casi en cualquier casa. Solo se debe cuidar del exceso de agua y de las temperaturas inferiores a 0ºC. Al margen de eso, el aloe vera resiste todos los climas. Además, es una planta a la cual no afecta la mayoría de las plagas de jardines.

Con estas pocas recomendaciones sabremos que algún ejemplar de aloe vera puede decorar nuestro balcón, terraza o jardín sin problemas. Pero si vamos a tener un número mayor de plantas como parte de un emprendimiento, aquí presentamos una guía básica para su cultivo.

¿Dónde plantarla?

Se aconseja plantar el aloe en lugares resguardados. Pero requiere mucha luz, aunque es aconsejable que no esté expuesta de forma directa.

¿Cómo tiene que ser el terreno?

Debe ser arenoso, aunque no es imprescindible. Lo que sí es muy importante es que el terreno tenga un buen drenaje.

¿Cómo se siembra?

Debe realizarse dejando una distancia de dos metros entre una planta y otra, porque desarrolla grandes raíces y pueden llegar a ahogarse y quitarse recursos.

¿Cuál es la mejor época para la siembra?

El otoño es la mejor época del año para llevar a cabo este proceso. Nunca debe realizarse en invierno.

¿Cómo debe ser el riego?

No es un imprescindible, ya que es una variedad vegetal con gran resistencia a la falta de agua. Pero si se riega debe hacerse con poca agua.

¿Cuántas veces al año pueden recolectarse hojas de aloe vera?

Por lo general dos veces. En ejemplares jóvenes, los primeros años conviene hacerlo solo una vez.

¿Cómo realizar la siembra en macetas?

Usar maceta de barro en lugar de plástico. Llenar con la mitad de tierra común y la otra mitad de turba. Colocar en el fondo 3 centímetros de grava. Cubrir la planta hasta el nacimiento de las hojas, y no regar durante algunas semanas. Colocar la maceta en un lugar cálido y soleado.

¿Cuál es la época de más cuidado?

El invierno. Debemos protegerlas de los fríos extremos.

¿Cómo retirar los retoños de la planta?

Se pueden retirar con la mano, con cuidado o, lo más recomendado, sacando la planta de la maceta, separándola de la madre con más precisión y con todas sus raíces y añadiendo abono vegetal orgánico en la tierra al plantarlo de nuevo. Cada vez que hagamos una nueva planta, debemos recordar que no hay que regar por al menos dos semanas.

Cuidar la variedad de aloe

Hay que recordar que existen alrededor de 300 especies de esta planta. Por ello es aconsejable no mezclarlas y reproducir siempre la misma variedad.

¿Todas las plantas de aloe tienen propiedades curativas?

Sí, en mayor o menor medida, todas poseen efectos beneficiosos. En especial los ejemplares de más de tres años.

¿Cuándo se recolecta la planta?

La mejor época es entre los tres y los cinco años.

• • • • •

Algunas preparaciones caseras

Para irritaciones de la piel

INGREDIENTES:
- Crema para la piel (sin olor) 150 g
- Tintura básica de aloe 75 gotas
- Tintura básica de hammamelis 75 gotas

PREPARACIÓN:
- Mezclar todos los ingredientes.
- Unir hasta formar una pasta homogénea.
- Conservar para aplicar sobre raspones, heridas superficiales, picazón, etcétera.

Preparado astringente de aloe vera

INGREDIENTES:
- Una hoja de aloe vera (para retirar dos cucharaditas de líquido de la planta)
- Una yema de huevo batida.
- Una cucharadita de aceite de oliva.

PREPARACIÓN:
- Unir todo y revolver bien.
- Dejar reposar media hora.
- Aplicar sobre el rostro recién lavado.

Tintura de aloe vera

INGREDIENTES:
- Hojas de aloe vera 400 g
- Agua destilada o mineral 500 cm^3
- Alcohol fino 600 cm^3

PREPARACIÓN:
- Machacar las hojas dentro de un recipiente.
- Mezclar con el alcohol y el agua.
- Colocar en un frasco cerrado y dejar macerar tres semanas. Cada dos ó tres días agitar ese frasco.
- Pasado el tiempo de maceración, filtrar el líquido.
- Envasar y conservar en lugar oscuro. Se usa para realizar otros preparados con aloe.

LA ROSA

MOSQUETA

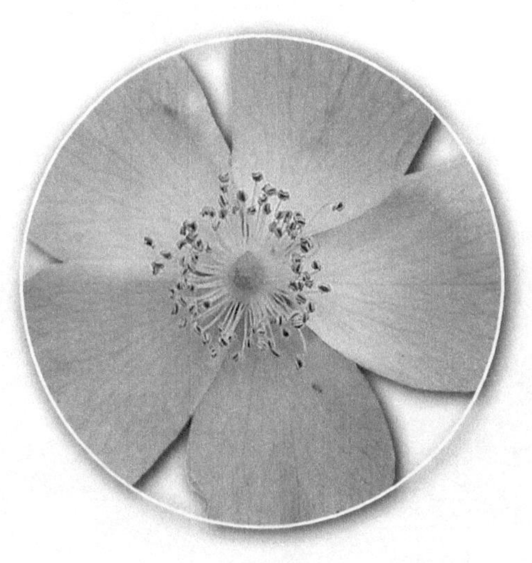

Sus características

La rosa mosqueta es un arbusto silvestre de la familia de las rosáceas. Es una planta de origen europeo, que se ha divulgado por la zona sur de la Cordillera de los Andes, en suelo argentino y chileno. Su fruto, conocido como escaramujo, se utiliza para la confección de dulces y mermeladas y para hacer infusiones medicinales. A su vez, el aceite extraído de sus semillas se aprovecha en cosmética.

Entre las características más destacadas del arbusto de la rosa mosqueta podemos mencionar:

-que puede superar los 2 metros de altura;
-que sus tallos son delgados, flexibles y curvos;
-que sus tallos están cubiertos de espinas de color violáceo;
-que sus hojas son caducas, alternas y compuestas de 5 a 9 foliolos;
-que sus hojas tienen bordes serrados y lustrosos;
-que las flores muestran cinco pétalos libres, de color rosado o blanco-rosado y olor almizclado, en panojas espesas y terminales;

-que los estambres son de un vivo color amarillo;

-que la floración se produce una sola vez por temporada;

-que su fruto es un cinorrodón de forma ovoide y color rojo o naranja, con restos de sépalos espinosos en su extremo, de 1 a 3 cm de largo.

La rosa mosqueta se cultiva como especie decorativa y ornamental; es resistente en comparación con otras especies similares. No requiere suelo fértil ni buen drenaje, y es tolerante a la sequía y a numerosas enfermedades.

En las zonas de Argentina y Chile donde se ha naturalizado prospera tanto que algunos agricultores la consideran una maleza, pues ocupa terrenos aptos para el pastoreo.

Sus propiedades

El aceite de rosa mosqueta es, básicamente, la manera más provechosa de obtener beneficios con esta planta.

Numerosos estudios científicos han demostrado la eficiencia del mismo. Esto se debe no solo a su capacidad regenerante de los tejidos y la piel, activando el colágeno y la elastina dérmica, sino a su potentísimo carácter astringente, uniendo los bordes rotos de la epidermis para facilitar la cicatrización natural. ¿En qué casos se emplea?
-quemaduras
-campos de sutura
-áreas que necesitan alto poder cicatrizante

El mismo se extrae de las semillas realizando una presión en frío. Es de color rojizo y tiene un olor acre característico de los aceites no refinados. Su contenido en ácidos grasos esenciales (AGE) poliinsaturados es muy elevado, con un 80%, de los cuales: 41% es ácido linoleico; 39%, ácido linolénico, y 16%, ácido oleico.

Esos ácidos grasos esenciales son nutrientes muy importantes en muchos procesos del cuerpo humano, relacionados con la regeneración de los tejidos y el crecimiento celular.

Tienen además una función estructural, formando parte de los fosfolípidos de las membranas celulares de los tejidos del organismo, y son los precursores de las prostaglandinas y leucotrienos, a partir de la síntesis del ácido araquidónico.

Sus derivados son:
· ligeramente astringentes y ácidos, y contienen carotenoides, flavonoides y un aceite esencial fragante;
· ricos en vitamina C;
· potenciadores del sistema inmunitario del organismo.

Sus usos

Los frutos de la rosa mosqueta se emplean en la elaboración de productos comestibles, en cosmética y en preparaciones medicinales.
Con sus frutos se hacen:

· conservas
· dulces
· mermeladas
· infusiones
· licores

El aceite, como dijimos, el más buscado de sus derivados, se emplea en cosmética, porque es uno de los más poderosos productos para el antienvejecimiento y el cuidado de la piel que ha descubierto la medicina natural:

• regenera
• nutre la piel
• elimina arrugas no muy profundas
• reduce cicatrices o marcas de cualquier tipo

- redistribuye la pigmentación
- posibilita la eliminación de manchas
- realiza acciones preventivas y correctivas del fotoenvejecimiento
- contribuye a solucionar problemas cutáneos debidos a sobreexposición a las radiaciones solares
- contribuye a la generación de melanina
- revitaliza las células de las capas interiores de la piel

Por ello en los últimos años se ha generalizado el uso del aceite puro de rosa mosqueta como ingrediente de la mayoría de los productos de cosmética natural y sintética destinados al tratamiento de:

- -cicatrices
- -estrías
- -arrugas de expresión
- -manchas solares

Básicamente, los cosméticos y las presentaciones que contienen rosa mosqueta pueden ser:

- champués
- crema de cuidado capilar
- crema de limpieza
- crema nutritiva
- crema de manos y cuerpo
- pantalla solar y post-solar
- crema humectante

- crema para párpados y contorno de ojos
- protectores labiales
- jabones

Tips para saber cómo se usa el aceite de rosa mosqueta:

· A cualquier crema humectante o corporal, la podemos enriquecer añadiendo algunas gotas de aceite de rosa mosqueta. (Se aconsejan 15 gotas cada 50 cm³ de crema).

· Para el cuidado de la piel (cutis, manos, cuerpo) debe aplicarse luego del baño.

· También puede usarse como base del maquillaje.

· Por la noche, luego de aplicar una mascarilla, puede hacer una aplicación.

· Realizar una aplicación luego del depilado.

· En el cabello puede emplearse sobre el cuero cabelludo colocándolo con un algodón mojado en el aceite, realizando pequeñas presiones para que penetre. Luego debe envolverse la cabeza con una bolsa o toalla gruesa y dejar secar alrededor de tres horas. Finalmente, lavar con el champú habitual.

Algunos productos elaborados con rosa mosqueta

Té de rosa mosqueta

Se comercializa en hebras y en saquitos. Este té, muy rico en vitamina C, es usado para:

- gripe

- resfríos

- enfermedades depresivas

- tratamientos para dejar de fumar

- proteger el sistema inmunológico

- mejorar el ánimo

Dulce de rosa mosqueta (receta tradicional)

INGREDIENTES:
- 1 kg de escaramujo de rosa
- 4 litros de agua mineral
- miel (el mismo peso que la pulpa)
- 2 cditas. de agar-agar
- 4 gotas de vainilla

PREPARACIÓN:
- Remojar los escaramujos de rosa mosqueta en el agua durante doce horas.
- Cocinar los escaramujos en el mismo líquido durante treinta minutos.
- Colar y pasar todo por un tamiz empujando con la mano para extraer toda la pulpa.
- Pesar la pulpa.
- Colocar en una olla con una cantidad de miel igual al peso de la pulpa.
- Añadir cuatro gotas de vainilla líquida y el agar-agar (disuelto en agua).
- Cocinar a fuego bajo hasta obtener la consistencia de un dulce.
- Dejar enfriar y envasar.
- Conservar en frascos esterilizados.

Su cultivo

La planta de rosa mosqueta, como ya ha sido mencionado, en aquellas zonas donde crece, no tiene problemas para desarrollarse y hasta suele alcanzar la categoría de plaga silvestre, por ello, su cultivo es muy sencillo.

Crece en forma silvestre o cultivada en regiones de clima lluvioso, frío y generalmente en suelos pobres de llanos y montañas de poca elevación.

PARA CONOCER

NUESTRA PIEL

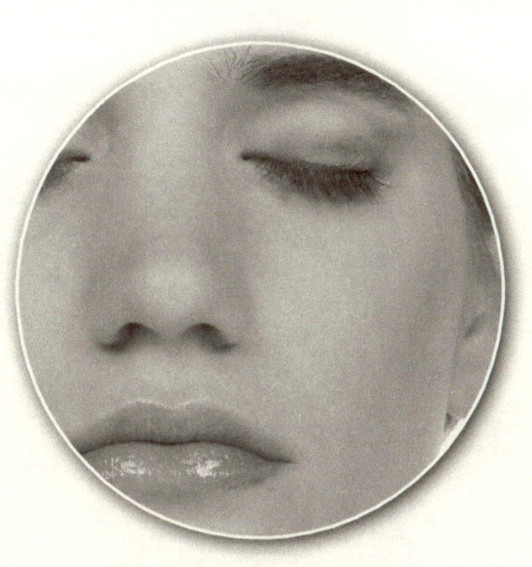

Sus características y cualidades

La piel cumple una función de protección del organismo. Recubre y contiene al sistema muscular y óseo que dan forma al cuerpo humano y lo defiende de los agentes externos. Según la medicina, la piel cuenta con tres capas que se denominan:
- epidermis
- dermis
- tejido subcutáneo

Existe otra clasificación biológica que divide a la piel en cinco capas:
- epidermis
- dermis
- hipodermis
- tejido subcutáneo
- fascia profunda

La piel es uno de los órganos del cuerpo humano y es el de mayor tamaño.

En promedio, para el cuerpo de un adulto, su peso es de 5 kilos y su superficie ocupa alrededor de 2 metros cuadrados. Tiene un espesor variable que va desde los 0,5 milímetros a los 4 milímetros. Su menor espesor se da en la zona de los párpados y su mayor espesor en el área del talón.

Además de contribuir como barrera de resguardo del cuerpo, la piel es el vehículo que nos conecta con el entorno, es decir, nos comunica con el exterior permitiéndonos reaccionar ante los estímulos como los cambios de temperatura.

Por otro lado, cumple funciones vitales en la respiración, el pasaje de la luz y el reconocimiento de los agente patógenos.

Otros datos sobre la piel

- Es nuestro órgano más grande.
- Forma una barrera contra microorganismos nocivos para el cuerpo.
- También nos protege de los rayos ultravioletas del sol y nos ayuda a regular la temperatura corporal mediante la transpiración.
- Controla la pérdida de líquidos como la sangre y el agua.
- Contiene miles de células, glándulas, vasos sanguíneos y terminaciones nerviosas.
- El cabello y las uñas son un tipo de piel modificado.
- El vello aparece en todo el cuerpo, excepto en las

palmas de las manos, las plantas de los pies, los párpados y los labios.

- Las uñas no son solo decorativas. Sirven para preservar los extremos de los dedos de las manos y de los pies. No son esenciales, pero protegen contra lesiones en las puntas de los dedos de pies y manos. También facilitan la toma de ciertos objetos o nos permiten rascarnos.
- Al igual que una piel en mal estado, las uñas o el cabello sin fuerza o con alteraciones son indicadores básicos de que algo no anda bien en el organismo.
- La piel masculina es más gruesa y más grasa que la femenina.

¿Cómo está compuesta la piel?

La piel nos permite sentir los estímulos recibidos desde el exterior como frío, calor, presión o dolor.

Esto es posible gracias a "receptores" que se encuentran en todo el organismo en las distintas capas de la piel. Cada uno de estos órganos receptores sirve para percibir distintas sensaciones. Los principales de ellos son:

Órganos de Meissner
Estos son los más imperceptible detectores del tacto.

Se alojan en los labios, la lengua, las plantas de los pies, las palmas de las manos y en los extremos de los dedos. También en el vello, los pezones, el glande y el clítoris.

- Órganos de Krause
Son los que generan la sensación de frío.

- Órganos de Paccini
Son los que dan la impresión de presión y registran las vibraciones. Se alojan en las manos y en los pies.

- Órganos de Ruffini
Son los que registran el calor.

- Órganos de Merkel
Están ubicados en la boca y en los genitales.

Las diferentes capas de la piel

Como hemos mencionado, la piel está conformada por distintas capas. Cada una de ellas tiene diferentes funciones y componentes:

Epidermis
El 90% de la epidermis está compuesta de células que se llaman queratinocitos. Estas células predomi-

nantes se alojan en el estrato córneo, el más superficial de nuestra piel. En menor cantidad, pero también de gran importancia, se encuentran los melanocitos o pigmentocitos, las células encargadas de dar la pigmentación a la piel.

Si se realizara un corte histológico (es decir, analizando cada una de las capas de los tejidos orgánicos), se podrían hallar en la epidermis células de langerhans, células de Merkel, mecanorreceptocitos y linfocitos, encargados, entre otras funciones, de dar protección inmunológica.

En la capa más profunda, llamada germinativa, se depositan células ovales con alta presencia de tonofibrillas. Continúa la capa espinosa, donde las tonofibrillas son mayores y las células adquieren forma de espinas — de allí su nombre —. Luego se sucede la capa granulosa compuesta por estratos de células aplanadas denominadas queratohialinos. Posteriormente se presenta la capa lúcida, que es muy delgada y está conformada por células con cualidades eosinófilas.

A continuación se localiza la capa córnea, la más gruesa formada por células planas queratinizadas. Finalmente, la capa disyunta, es donde las células se desprenden y se descaman. Desde la capa germinativa hasta llegar al exterior el proceso puede demandar hasta cuatro semanas dependiendo de la edad, el género, la raza, el ambiente y otros factores.

Secretos de la epidermis

· provee resistencia y protección.

· tiene el espesor de una hoja de papel en la mayor parte del cuerpo.

· la descamación de las capas de células de la epidermis es permanente. Cada 28 días se renuevan todas. Esta es la razón por la cual las lastimaduras, raspaduras y cortes superficiales se curan velozmente.

· las células de langerhans son las que ayudan a proteger al cuerpo contra infecciones.

· la melanina, el pigmento que le da color a la piel, es producida por los melanocitos. La exposición prolongada a la luz aumenta esta producción, por ello se genera el bronceado. Todos los individuos poseen más o menos la misma cantidad.

· la queratina, el componente básico de uñas y cabellos, se produce en los queratinocitos.

Dermis

Por debajo de la epidermis, encontramos la dermis. Esta es una capa más profunda de tejido conjuntivo en la que abundan las fibras de colágeno y elásticas, dispuestas en forma paralela. Su tarea es darle la consistencia y elasticidad características de la piel.

La dermis está, a su vez, dividida en dos capas:

· el estrato papilar
· el estrato reticular

En la conformación del estrato papilar encontramos fibras de colágeno tipo III y asas capilares. El mismo está compuesto por tejido conectivo laxo.

Por su parte, el tejido reticular — de composición conectiva densa — contiene fibras elásticas y fibras de colágeno tipo I. En la conformación de este estrato hallamos mastocitos, reticulocitos y macrófagos.

A su vez, en la dermis facial se ubica un músculo liso llamado piloerector que se encarga de unir los músculos de la mímica a la dermis.

La dermis es una compleja capa de la piel en la cual se encuentran estos componentes:

- folículo piloso.
- músculo piloerector.
- terminaciones nerviosas aferentes.
- glándulas sebáceas.
- vasos sanguíneos y linfáticos.

Secretos de la dermis

· su principal función es nutrir a la epidermis.

· posee colágeno (resistencia) y elastina (elasticidad), que favorecen el movimiento.

· con el correr de los años la elastina disminuye y es la responsable de la aparición de las arrugas.

· posee glándulas sebáceas que lubrican la piel y el cabello. Se depositan en el rostro, los hombros, el pecho y la parte superior de la espalda.

· la producción de las glándulas sebáceas se estimula durante la adolescencia. Es por eso que en esa etapa se produce la aparición del acné en la mayoría de las personas que se origina cuando los poros se tapan por exceso de sebo.

Tejido subcutáneo

Ubicada por debajo de la dermis y la epidermis esta capa cuenta en su composición con tejido conjuntivo laxo y adiposo. Esta particularidad es la que permite llevar adelante las funciones cutáneas de regular la temperatura corporal y de posibilitar el movimiento de las distintas estructuras del cuerpo dándole flexibilidad a la piel. Por ejemplo, los movimientos de los antebrazos o de las piernas no serían posibles si la piel no fuese elástica.

Los componentes principales del tejido subcutáneo son:

- ligamentos cutáneos.
- nervios cutáneos.
- grasa.
- vasos sanguíneos
- vasos linfáticos.

Secretos del tejido subcutáneo

· protege al cuerpo contra golpes y lesiones.
colabora a equilibrar la temperatura corporal a través
· de las glándulas ecrinas y las apocrinas.
· el sudor es inodoro, pero al mezclarse con bacterias de la superficie se genera el mal olor.

Fascia profunda

Esta es una capa más profunda de la piel que es considerada como tal por quienes dividen en más de tres capas la conformación cutánea.

Es un tejido conjuntivo denso que recubre los músculos permitiendo que el movimiento de la piel no se propague en forma intrínseca. De esta forma, protege a las venas.

¿Cómo se relacionan las capas de la piel?

Las 3 capas de la piel — epidermis, dermis y tejido subcutáneo —, teniendo en cuenta la división tradicional, se unen mediante las estructuras que contienen cada una de ellas. Es decir, los encargados de relacionar esas capas y darle forma a la piel son los siguientes componentes:

- folículo piloso
- músculos erectores del pelo
- vasos linfáticos
- vasos sanguíneos
- nervios cutáneos
- ligamentos cutáneos
- glándulas sebáceas
- glándulas sudoríparas
- músculos erectores del pelo
- folículos pilosos

Para saber

· Las glándulas sudoríparas unen las tres capas pues se ubican en todas ellas. Pueden evaporar el agua y controlar así la temperatura corporal.

· Las glándulas sebáceas unen la epidermis y la dermis mediante un proceso por el cual el folículo piloso es movido por el músculo erector del pelo. Éste, a su vez, comprime la glándula sebácea que suelta su secreción oleosa hacia el exterior.

· Los nervios cutáneos se localizan en el tejido subcutáneo y envían ramificaciones a la dermis y terminaciones nerviosas a la epidermis.

· Los vasos linfáticos y sanguíneos se prolongan desde el tejido subcutáneo hacia el exterior y envían redes minúsculas para irrigar la dermis.

Posibles trastornos de la piel

Aquí mencionaremos algunos de esos trastornos que representan amenazas para la piel:

- dermatitis
- hinchazón

- comezón
- enrojecimiento de la piel
- infecciones bacterianas de la piel
- impétigo
- infecciones estreptocóccicas y estafilocóccicas
- infecciones fúngicas de la piel y las uñas
- dermatitis del pañal
- infección por tiña
- tiña pedia (pie de atleta)
- infestaciones por parásitos
- infecciones virales
- acné
- cáncer de piel
- cortes
- raspones
- lastimaduras menores
-quemaduras

Los distintos tipos de piel

Desde el punto de vista biológico que hemos venido describiendo hasta aquí, podemos considerar que en cualquier individuo encontramos dos tipos de piel: la blanda y la gruesa.

- La piel blanda es aquella más sensible, que se localiza especialmente en los párpados y en los genitales.

- La piel gruesa, por su parte, es la que se distribuye en el resto del organismo y se hace presente, esencialmente, en: las palmas de las manos, las plantas de los pies y los labios.

Dentro de estos aspectos, de acuerdo a la raza, al clima, a diversas condiciones ambientales, o particularidades especiales de cada persona la piel puede sufrir distintas modificaciones; sin embargo, los conceptos generales de la misma son similares en todos los organismos.

Tipos de piel "dermatológicos"

Ya hemos visto cualidades y consideraciones generales sobre la composición de la piel y algunas de sus funciones en la protección del organismo. Varios de esos conceptos que hemos manifestado en las páginas anteriores posiblemente solo los escuchemos en la boca de nuestro médico dermatólogo durante una consulta de control.

Pero cuando hablamos de piel, cuando tenemos las manos "secas" y acudimos a una farmacia o comercio del ramo, muy seguramente escucharemos una pregunta como está: "¿Qué tipo de piel tienes?"

¿A qué se refieren cuando nos preguntan esto? Al aspecto que presenta nuestra piel y a sus características más superficiales.

Más allá de las particularidades físicas de cada uno (mayor producción de las glándulas sebáceas, epidermis que se descama más o menos rápido), hay otras variantes que alteran la apariencia de nuestra piel como el factor climático, los productos que usamos para higienizarnos o el trabajo que llevamos a cabo.

Dicho esto, si hablamos desde el punto de vista "cosmético", podemos clasificar los tipos de piel en:

- normal
- grasa
- sensible o sensitiva
- acneica
- seca
- mixta o combinada

Básicamente, conocer qué tipo de piel tenemos nos va a servir para qué nos perjudica, qué nos favorece y que productos de cosmética y dermatología podemos usar para mantenernos bellas, jóvenes y saludables.

Es bueno señalar que con el correr de los años — por los cambios físicos lógicos — y por la acción de muchos factores de los que hemos hablado antes, la piel sufre cambios en su apariencia y en su aspecto que requieren de distintos cuidados, atenciones y productos de belleza.

Piel normal

CUALIDADES
- Es firme y sus poros son cerrados, pequeños o medianos.
- Posee una cantidad balanceada de grasa y sequedad.
- Las espinillas y los puntos negros son muy poco comunes.
- La tonalidad de esta piel es uniforme.
- El acne solo se presenta en la adolescencia.
- No se irrita fácilmente.
- En estas personas el cabello no presenta signos de grasitud.

¿CÓMO SE CUIDA?
- Tanto para la piel normal, como para todas las pieles, la precaución de no exponerse prolongadamente al sol, a contaminaciones ambientales, a excesos de humo o a productos tóxicos es fundamental.
- Usar cremas hidratantes, lociones de aloe vera y productos nutritivos.

- Efectuar limpiezas profundas.
- Tratamientos con aceite de rosa mosqueta.

Piel grasa

CUALIDADES
- Es un tipo de piel que requiere más cuidados que otras.
- Se identifica por el brillo que destaca cuando nos miramos frente al espejo.
- Los poros son más alargados y están abiertos.
- En ocasiones, da lugar a zonas escamosas en el área de la nariz.
- En la adolescencia — y en la juventud también — se produce una importante cantidad de acné.
- Estas personas poseen cabello grasoso.
- Al despertarse, quienes tienen esta piel, sienten la frente, la barbilla y la nariz grasosas.
- Al maquillarse, las bases desaparecen rápidamente.
- Al tener tendencia al acné, abundan los puntos negros.

¿CÓMO SE CUIDA?
- La presencia de acné debe combatirse con productos astringentes.
- Los geles de aloe vera sirven para proteger, reducir la grasa y nutrir esta piel.

- Es fundamental la hidratación permanente.
- Las cremas recomendadas son las hidratantes y las nutritivas libres de grasa.
- La piel grasa es la única que no debe tratarse con productos con rosa mosqueta.

Piel sensible o sensitiva

CUALIDADES
- Esta clase de piel se da, generalmente, en personas de más de 35 años.
- Surge al presentarse capilares rotos, áreas secas y vasos sanguíneos que se irritan con facilidad.
- Presenta decoloraciones.
- Es posible que haya pecas o sectores enrojecidos.
- Por lo general, aparecen marcadas las líneas de expresión en la frente y alrededor de los ojos.
- La piel puede aparecer pálida o amarillenta.
- La piel de la barbilla se puede volver fláccida.
- Las manchas, sarpullidos y dermatitis son muy comunes en casos de estrés, crisis emocionales o cambios bruscos de temperatura.
- Estas pieles tienen tendencia a las alergias.
- Se irritan por el uso de productos cosméticos fuertes. (Para asegurarnos de que aquella crema que empleamos no nos vaya a afectar, recomendamos mojar un algodón con la misma y aplicarla sobre la parte interior de la muñeca. Si la crema no produce

ninguna reacción, entonces sí podemos aplicarla).
- En ocasiones, la mala alimentación acarrea la aparición de piel sensible.

¿CÓMO SE CUIDA?
- Deben usarse productos de belleza hipoalergénicos.
- Un estricto cuidado puede corregir todos los problemas de la piel sensible.
- Las condiciones ambientales (viento, calor, humedad, cambios térmicos) son claves en las pieles sensibles.
- Beber mucha agua.
- Evitar las comidas con excesos de grasa y las especies.
- Son beneficiosos los aceites esenciales de jojoba, hazelnut y manzanilla, entre otros.
- También se recomiendan los productos con aloe vera y rosa mosqueta.
- Las mascarillas son un tratamiento eficaz.

Piel acneica

CUALIDADES
- Tiene muchas de las particularidades de la piel grasa.
- Por lo general quienes padecen de abundante estrés, poseen piel acneica.
- Si no se tiene cuidado, el exceso de acné puede dejar marcas en la piel.
- De adultas, sufren este problema aquellas mujeres que padecieron mucho acné en la adolescencia.

¿CÓMO SE CUIDA?
- Se recomiendan los mismos cuidados que para la piel grasa.
- En este caso, por tratarse de una alteración más compleja, se recomienda la visita al dermatólogo para que nos indique qué producto emplear en el cuidado de la piel.
- Si hemos tenido acné juvenil, o si alguno de nuestros padres ha padecido acné, es conveniente consultar esto con un especialista antes de la aparición del acné.
- Para este tipo de piel, también se desaconsejan los productos de rosa mosqueta.

Piel seca

CUALIDADES:
- Las glándulas sebáceas no producen suficiente sebo y la falta de grasa corporal le da un aspecto áspero y de color mate.
- Se caracteriza por tener poros pequeños.
- Su textura es suave y no le suelen aparecer puntos negros.
- Tiende a volverse quebradiza cuando no es cuidada.
- Quienes tienen esta piel poseen cabello seco.
- La piel de las manos se presenta dura y seca.
- Puede presentar signos de envejecimiento prematuro.
- Se perjudica con los climas fríos y ventosos.
- Se irrita con facilidad si se toman baños muy calientes.
- El cloro de las piscinas la reseca.

¿CÓMO SE CUIDA?
- Aplicar diariamente crema nutritiva rica en aceites vegetales y con aportes de vitaminas A y E. Esto ayuda a combatir los efectos de los radicales libres.
- No desatender la hidratación.
- Usar una crema humectante a diario, después de la ducha y con la piel aún mojada.
- Evitar la exposición prolongada al sol.
- Bañarse con agua tibia.
- Aplicar tratamientos a base de aceite de rosa mosqueta y cremas con aloe vera.

Piel mixta o combinada

CUALIDADES
- Se caracteriza por la clásica "T" en el rostro.
- Esta piel se presenta seca en mejillas y pómulos y grasa en la frente, nariz y mentón.
- A pesar de esta cualidad, es un tipo de piel muy fácil de cuidar, pues ninguna de las dos áreas es extrema.

¿CÓMO SE CUIDA?
- Se debe procurar no castigarla demasiado.
- Evitar prolongadas exposiciones al sol o ambientes contaminados, exceso de humos, etc.
- Por lo general, una limpieza profunda y una buena crema hidratante alcanzan para conservar esta piel saludable.
- También debe aplicarse una loción de aloe vera en la zona de la "T" y una crema nutritiva en las mejillas y los pómulos.
- Las cremas de aloe vera son de gran ayuda.

Las amenazas que atacan a la piel

Al detallar las características de la piel y los distintos tipos de clasificación, hemos descrito algunas de las amenazas que afectan su salud y apariencia. Sin embargo, ese extenso órgano que recubre todo nuestro organismo está expuesto a todo tipo de ataques y puede contraer diversas enfermedades. Entre las distintas amenazas que enferman la piel pueden mencionarse:

- condiciones ambientales
- cambios climáticos abruptos
- estrés
- cansancio
- falta de hidratación
- exceso de radiación solar
- agentes tóxicos en el hogar o el trabajo
- alteraciones alimentarias
- vicios nocivos (alcohol, tabaco, etcétera)

La rama de la medicina que se dedica a estudiar las alteraciones, amenazas y enfermedades de la piel es la dermatología.

El deterioro y envejecimiento de la piel es inevitable, pues con el correr del tiempo nuestras capas cutáneas dejan de producir componentes o demoran más tiempo en sanarse. Hay un deterioro biológico inexorable

— pero que puede ser demorado —, y un deterioro prematuro que puede y debe evitarse.

Deterioro prematuro

El envejecimiento prematuro de la piel se produce por factores externos e internos.

El factor externo que más nos perjudica es el sol. Sin embargo, no podemos prescindir de él, ya que una exposición poco frecuente y de corta duración es esencial para ayudar a la piel a regular funciones básicas. Es necesario tomar conciencia del gran mal que puede producirnos el sol si no nos cuidamos. Y cuando hablamos de cuidado, tampoco debemos creer que el empleo de una loción o crema protectora podrá alejar todas las amenazas.

Los jabones, cremas, lociones y productos de cosmética que nos aplicamos, si se hace en exceso o sin control dermatológico, también pueden favorecer el envejecimiento prematuro.

En cuanto a los factores internos perjudiciales deben mencionarse la mala alimentación y la falta de vitaminas que pueden debilitar nuestra piel.

Además, todo tipo de exceso — drogas o sustancias tóxicas — inician en el organismo reacciones que terminan dañando la piel.

Deterioro biológico

El lógico deterioro de la piel se da por causas naturales y se pone de manifiesto mediante las arrugas. Estas se originan por alteraciones físicas y químicas producidas por varios factores:

· la pérdida de colágeno (le resta firmeza a la piel y la vuelve frágil)
· la menor producción de elastina y la consiguiente pérdida de elasticidad
· la disminución de humedad en las capas de la piel
· la acumulación de sol, humo y distintos tipos de contaminación ambiental.
· Enfermedades frecuentes de la piel, el cabello y las uñas

A continuación, se describen algunas de las cosas que pueden afectar la piel, las uñas y el cabello.

Dermatitis

Los expertos médicos usan el término dermatitis para referirse a cualquier inflamación (hinchazón, comezón y enrojecimiento) de la piel. Existen varios tipos de dermatitis, incluyendo:

· La dermatitis atópica, también se conoce como eccema. Es una dermatitis común, hereditaria, que provoca una erupción con picazón fundamentalmente en la cara, el tronco, los brazos y las piernas. Suele desarrollarse en la primera infancia, pero también puede aparecer durante la infancia tardía. Podría estar asociada a trastornos alérgicos como el asma.

· La dermatitis por contacto se produce cuando la piel entra en contacto con una sustancia irritante. La causa más conocida de dermatitis por contacto es la dermatitis por zumaque venenoso, pero hay muchas otras, incluyendo agentes químicos en los detergentes para el lavado de ropa, cosméticos y perfumes, y metales como el enchapado de níquel en la hebilla de un cinturón.

· La dermatitis seborreica, una erupción aceitosa en el cuero cabelludo, el rostro, pecho y la zona de la ingle, se debe a la producción excesiva de sebo de las glándulas sebáceas. Este trastorno es común en niños pequeños y adolescentes.

Infecciones bacterianas de la piel

Infecciones estreptocóccicas y estafilocóccicas

Estas dos clases de bacterias son las principales causas de celulitis e impétigo. Algunos tipos de estas bacterias también son responsables de erupciones típicas de la piel, incluyendo erupciones asociadas con la escarlatina y el síndrome del *shock* tóxico.

Impétigo

El impétigo es una infección bacteriana que resulta en una erupción con costra, de color miel, por lo general en el rostro, cerca de la boca y la nariz.

Celulitis

La celulitis es una infección de la piel y tejido subcutáneo que típicamente ocurre cuando se introducen bacterias a través de un pinchazo, mordedura u otra lesión abierta en la piel. El área con celulitis suele estar caliente, sensible al tacto y algo enrojecida.

Dermatitis del pañal

Un ambiente cálido, húmedo, como el que se encuentra en los pliegues de la piel en la zona del pañal de los bebés, es perfecto para el crecimiento del hongo candida. Las infecciones de la piel por hongos en niños mayores, adolescentes y adultos son poco comunes.

Infección por tiña

La tiña es una infección fúngica que puede afectar la piel, las uñas o el cuero cabelludo. El hongo tinea puede infectar la piel y tejidos afines del cuerpo. El nombre médico para la tiña del cuero cabelludo es tiña capitis; la tiña del cuerpo es llamada tiña corporis y la tiña de las uñas se denomina tiña unguium. En el caso de la tiña corporis, el hongo puede producir lesiones escamosas en forma de anillo en cualquier parte del cuerpo.

Tiña pedia (pie de atleta)

Esta infección en los pies se debe a los mismos tipos de hongos que causan las otras formas de tiña. El pie de atleta suele producirse en los adolescentes y ocurre con más frecuencia durante épocas de clima cálido.

Infestaciones por parásitos

Los parásitos (por lo general insectos o gusanos diminutos) pueden alimentarse u horadar la piel, y dar como resultado una erupción con picazón. La sarna y los piojos son ejemplos de infestaciones parasitarias. Ambas son contagiosas, lo que significa que es posible contraerlas de otras personas.

Infecciones virales

Muchos virus provocan erupciones características en la piel, incluyendo el virus de la varicela que causa la varicela y culebrilla; el herpes simple, que causa boqueras; el virus del papiloma, un virus que causa verrugas y muchos otros.

Acné

El acné es el trastorno de la piel más común en los adolescentes. Se observa cierto grado de acné en el 85% de los adolescentes y casi todos tienen el grano esporádico, espinillas o puntos blancos.

Cáncer de piel

El cáncer de piel es poco común en niños y adolescentes, pero los buenos hábitos de protección contra los rayos del sol durante estos años pueden ayudar a prevenir el melanoma (una forma grave de cáncer de piel que se disemina a otras partes del cuerpo) más adelante en la vida, en especial entre personas de piel clara que se queman con facilidad con el sol.

Además de estas enfermedades y trastornos, la piel puede lesionarse de varias maneras. Cortes, raspones y lastimaduras menores pueden cicatrizar rápidamente por sí mismas, pero otras lesiones, como cortes serios o quemaduras, por ejemplo, requieren tratamiento médico.

●　●　●　●　●

OTRAS PLANTAS CON PODERES CURATIVOS

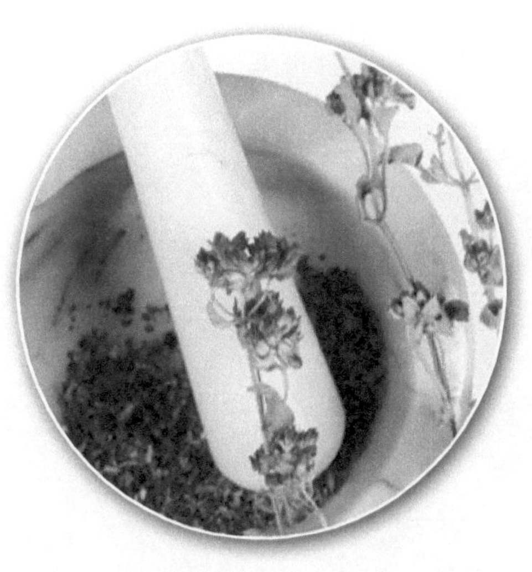

Hasta aquí hemos hablado de las virtudes del aloe vera y la rosa mosqueta. Pero no son las únicas plantas con poderes curativos. Las especies con propiedades curativas son muchas. Solamente para tener una idea, alcanza con repasar estos números:

· Alrededor de 10.000 plantas se emplean con fines terapéuticos.

· Más de la mitad de los remedios que emplea el hombre provienen de plantas.

· Se cree que todavía existen 25.000 plantas de las cuales no se han comprobado sus propiedades curativas.

Existen diversas formas de consumirlas, emplearlas y suministrarlas. Desde la preparación de un té hasta un baño de hierbas, las principales aplicaciones son:

Tisana

· Hervir agua
· Agregar 1 ó 2 cucharaditas de té de hierbas secas o frescas por cada taza de agua y cubrir el recipiente.
· Hervir de 3 a 5 minutos.

· Retirar del fuego.
· Dejar unos minutos en reposo.
· Colar.
· Beber sin endulzar de 3 a 5 tazas diarias.

Infusión

· Agregar agua hirviendo sobre las hierbas secas o frescas a razón de 2 cucharaditas de té por cada taza de agua.

· Tapar y dejar reposar de 5 a 10 minutos.

· Beber el té sin endulzar de 3 a 5 tazas diarias.

· Este modo de preparación está indicado para las partes tiernas de la planta.

· Si hay troncos, raíces o semillas, todo debe ser picado finamente y dejarlos reposar 30 minutos.

Maceración

· Remojar 1 ó 2 cucharaditas de té de hierbas secas o frescas por cada taza de agua.

· Extender durante 12 a 18 horas este proceso.

· Conservar a temperatura ambiente.

· Calentar.

· Colar.

· Beber si endulzar.

Decocción

· En un recipiente de vidrio colocar agua fría y 1 ó 2 cucharaditas de té de hierbas, secas o frescas.
· Llevar a fuego lento y hervir 10 a 12 minutos.
· Dejar en reposo 15 minutos.
· Colar.
· Beber el té sin endulzar de 3 a 5veces por día.

Baño de hierbas

· Tienen efectos sedantes, estimulantes y refrescantes.
· Se recomienda hacerlos una vez por día.
· Se preparan haciendo un té por infusión o decocción con un puñado de hierbas y un litro de agua.
· Luego colar y mezclar con el agua con la que se dará el baño.
· También, se puede preparar una bolsita de tela fina, envolver en ella las hierbas y sumergirla en el agua del baño.

Tinturas

· Esta forma de utilización de la hierba se emplea cuando se desea que los principios activos de las plantas actúen lo más rápido posible sobre los órganos afectados. Esto sucede mediante la absorción de esos principios a través de la mucosa de la boca.
· Para prepararlo, cubrir 50 gramos de la hierba indi-

cada con medio litro de alcohol, dentro de un recipiente de vidrio transparente.

· Cerrar bien y colocar el frasco al sol durante una semana.

· Pasado ese tiempo, colar el contenido mediante un paño o colador de tela.

· Dejar un día en reposo.

· Pasar el líquido obtenido por un filtro de papel.

· Ingerir según las siguientes dosis:

· Niños o adolescentes – 10 gotas, 1 a 3 veces al día.

· Adultos – 20 gotas, 1 a 3 veces al día.

Buches y gárgaras

· Son recomendadas para las afecciones de la boca y la garganta.

· Para llevarlas a cabo, preparar un té por decocción con 1 ó 2 cucharadas de sopa de la hierba indicada por cada taza de agua.

· Dejar entibiar a temperatura ambiente.

· Con esa bebida hacer los buches o las gárgaras.

Compresas

· Sirven para estimular los tejidos y los órganos a través de la piel.

· Se aplican en heridas y contusiones.

· Para hacer una compresa se debe preparar un té por infusión o decocción en una proporción de 1 a 2 cucharadas soperas por cada taza de agua (alrededor de 250 cm^3).

· Humedecer en ese té un paño de algodón.

· Escurrir un poco y aplicar en la zona afectada 1 a 3 veces por día.

Cataplasmas

· Son semejantes a las compresas.

· Se diferencian porque en este caso se aplican las hierbas directamente sobre las partes afectadas.

· Se recomiendan en casos de difícil cicatrización y contusiones muy agudas.

· Las hierbas a emplearse, si son frescas, deben estar perfectamente limpias.

· Se puede amasar y envolver en una tela muy fina.

· Se aplican con suavidad directamente sobre la piel.

· Si las hierbas son secas se colocan en una bolsa de tela muy fina.

· Se remoja esa bolsa con hierbas en agua caliente.

· Luego se exprime la misma sobre el área afectada.

· Dejar actuar unos 30 minutos.

Pomadas

· Su acción es similar a las cataplasmas.

· Pueden dejarse más tiempo sobre la piel.

· Para prepararlas mezclar la hierba indicada (amasada o en su jugo) con una sustancia grasa que puede

ser vaselina o algún aceite (coco o almendra).
· Otra opción es preparar la pomada cocinando 1 y 1/2 cucharada sopera de hierba con 200 gramos de vaselina durante menos de 5 minutos.
· Retirar y colar.
· Colocar en un frasco de vidrio y dejar enfriar.
· Aplicar sobre la zona afectada.

Polvos medicinales

· Las preparaciones de polvos medicinales a base de hierbas se pueden emplear de forma interna y externa.
· En ambos casos se sugieren para los mismos usos.
· Para uso interno:
Diluir el polvo de hierbas en un vaso de agua y beber 3 veces al día 30 minutos antes o después de las comidas.
· Para uso externo:
Mezclar el mismo polvo con aceite, vaselina o agua y aplicar sobre la herida o el área inflamada.

Óleo de hierbas

· Esta es la solución para usar hierbas o plantas que no pueden usarse como pomadas o compresas.
· Tomar un puñado de hierbas frescas o secas.
· Colocarlas en un recipiente de vidrio oscuro.
· Cubrirlas con aceite de oliva.
· Cerrar el frasco herméticamente.

· Mantener unos 20 días a la luz solar.
· Filtrar.
· En el caso de haberse juntado agua, retirarla.

Inhalaciones

· Esta forma de emplear las plantas y hierbas curativas es ideal para las afecciones de las vías respiratorias.

· Las inhalaciones permiten aprovechar el vapor del agua con el aroma de las sustancias volátiles como el eucaliptus o el romero.

· Para realizar esto se coloca la hierba recomendada en agua hirviendo en una proporción de 2 cucharadas soperas cada 500 cm³ de agua.

· Aspirar y espirar ese vapor durante 15 a 20 minutos.

· Si se coloca una toalla sobre la cabeza y los hombros, podremos "embolsar" mejor ese vapor y el tratamiento será más efectivo.

Las plantas medicinales pueden adquirirse en farmacias, dietéticas o herboristerías. Algunas de ellas, como el tilo, la manzanilla o el boldo, se adquieren más fácilmente en almacenes o supermercados.

Pueden emplearse frescas o secas sin temor a que pierdan sus propiedades, pero en cada caso, deben obtenerse de fuentes confiables y deben ser conservadas correctamente.

Sus usos principales

Este es un resumen de los principales malestares, dolencias o trastornos en los cuales se emplean a menudo plantas curativas. Estos son solo algunos ejemplos. Recordamos que siempre se debe consultar a un médico, farmacéutico o especialista en herboristería sobre las dosis y formas de empleo de cada hierba o planta curativa.

Malestares hepáticos

En este caso las principales plantas recomendadas son: alcachofera, cardo mariano, achicoria, boldo, etcétera.

Aportan cinarina, flavonoides, ácido clorogénico, sales potásicas y magnésicas y vitamina A.

Se recomiendan para aliviar las congestiones e inflamaciones en el hígado, ictericia, secreción biliar, estreñimiento, intoxicaciones estomacales. También se administran en trastornos hepáticos y para depurar las vías digestivas y urinarias.

Problemas digestivos

Básicamente se recomiendan las siguientes plantas: manzanilla, anís, hinojo, jengibre, genciana, clavo, cilantro, linaza, limoncillo, laurel, mejorana, nogal, avena, arroz.

Los problemas digestivos son uno de los trastornos en los cuales más recurrimos a hierbas y plantas curativas. Ellas contienen glucósidos, vitamina C y ácidos.

Se aplican contra los dolores fuertes de estómago, en cuadros de gastritis crónica, colitis e incluso para aliviar los malestares producidos por las úlceras de estómago. Son recomendadas para procesos digestivos lentos y hasta en casos de parásitos intestinales.

El anís, por ejemplo, es diurético y carminativo. Y el jengibre es bueno para evitar los mareos en los viajes.

Afecciones respiratorias

En este rubro se destacan, especialmente, estas hierbas: saúco, eucalipto, tomillo, gordolobo, malvavisco y llantén menor, entre otras.

Sus principales cualidades son: el aporte de aceite esencial, flovonoides y taninos.

Producen sudoración en cuadros de resfrío y fiebre. Impiden la irritación en los bronquios, y actúan en los pulmones y la garganta. Son recomendados en casos de bronquitis crónica, catarros severos, asma, tos y resfríos. También en todos los procesos alérgicos que alteran la respiración como amigdalitis, gripe, bronquitis, faringitis.

Además, el tomillo es expectorante y favorece la recuperación en situaciones de cansancio y depresión.

Alteraciones en el sueño y cuadros de nerviosismo

Las plantas indicadas en estos casos pueden ser: lúpulo, pasiflora, valeriana, verbena, hipérico o espino albar.

Entre sus principales propiedades curativas podemos mencionar: contienen un aceite esencial, taninos, resinas, alcaloides, pasiflorina, harmol y derivados flavónicos.

Actúan con mucha eficacia sobre cuadros de nerviosismo, insomnio y migrañas.

Disminuyen la sensación de ansiedad y normalizan el sueño. Tienen efectos sedantes y se emplean para tratar el insominio, la neurosis, la angustia, la ansiedad, los desórdenes cardíacos y el estrés. Favorecen la recuperación en casos de depresión.

Plantas tónicas para el cansancio

Entre las más efectivas y conocidas se pueden mencionar: ginseng, eleuterococo, guaraná, kola y fenogreco.

Este grupo de plantas y hierbas aportan al organismo que se presenta decaído y exhausto ginsenósidos, aceite esencial, fitosteroles, fitoestrógenos, sales minerales y vitamina B, entre otros. Son estimulantes en estados de debilidad general, y ayudan a superar el agotamiento nervioso y la ansiedad. Mejoran el estado físico e intelectual. Son vigorizantes contra el estrés, la fatiga y las convalecencias de largas enfermedades. Algunas de estas plantas, como la guaraná o la kola, contienen cafeína y taninos esenciales para aumentar la capacidad de resistencia y aumentar la capacidad física e intelectual.

Aun sin estar cansados o decaídos, se recomiendan en estudiantes y trabajadores.

Para mejorar la circulación

En este grupo se encuentran plantas como: ajo, ginkgo, arándano, castaño de las Indias o meliloto.

Se emplean para estimular la circulación, hacer más eficaz la irrigación de los tejidos orgánicos, combatir las alteraciones cardíacas y normalizar la tensión arterial. Evitan calambres y ayudan en cuadros circulatorios como várices, hemorroides, flevitis y trombosis. El arándano es muy bueno para descansar la vista luego de un día de trabajo.
Por otro lado, además de los beneficios circulatorios son útiles para personas adultas con pérdidas de memoria, ansiedad, depresión y confusión mental.

Aportan aceite aliáceo, flavonoides, azúcares, ácidos orgánicos, sales minerales, aceite esencial, vitamina C y taninos.

Cólicos

Las plantas indicadas en estos casos son: aguacate, ajenjo, algodón, manzanilla, naranjo o palo de cruz, entre otras.

Sus propiedades más destacadas ayudan en casos

de cólicos fuertes, dolores intestinales, retortijones o puntadas en el abdomen. Relajan los músculos del vientre. También son útiles en las mujeres en el período de menstruación.

Contienen y aportan aceite esencial y vitaminas.

Estreñimiento y dolores intestinales

Entre un amplio espectro de plantas y hierbas para estos casos se recomiendan: altamisa, cebolla, llantén, olivo o sen.

Las mismas aportan sustancias activas que la industria farmacológica extrae para elaborar medicamentos para el estreñimiento.

Sirven en cuadros de estreñimientos agudos. Deben consumirse en pacientes con problemas crónicos.

Gripes

Al igual que todas las afecciones de orden respiratorio, ante estados gripales se suelen ingerir muchas veces plantas curativas en alguna forma. Las más recomendables son: acedera, borraja, caña de azúcar, cerezo, lulo o mango.

Aportan ácidos orgánicos que son de gran utilidad en casos de estados gripales leves y fuertes, fiebre, tos y catarro.

Inflamaciones y dolores musculares

Para procesos antiinflamatorios y calmantes, se pueden recomendar las siguientes plantas y hierbas: árnica, arrayán, caléndula, chuchuhuasa, canelón, cola de caballo, diente de león, guayabo, llantén, papa, té, tomate, zanahoria o zarzamora.

Sus propiedades se aplican para aliviar golpes, calmar dolores de muelas, disminuir la irritación en la piel, calmar zonas irritadas, cicatrizar lastimaduras, etcétera.

Algunas de estas plantas, además, tienen efectos antiinflamatorios en órganos como los riñones, las vías urinarias, el hígado o el estómago.

Otras plantas para la piel, el cuerpo y la salud

Abrojo
Analgésico, diurético y espasmolítico.

Achicoria
Tiene acción antibiótica y puede utilizarse como diurético.

Adormidera
Analgésico.

Agrimonia
Antiinflamatorio.

Agripalma
Sedante y antiarrítmico.

Ajedrea fina
Antiséptica con propiedades tonificantes, aperitivas y digestivas.

Ajenjo marino
Cicatrizante.

Ajenuz
Se ha empleado para eliminar manchas sobre la piel.

Además, como analgésico odontológico en el enjuague bucal.

Ajo
Se emplea como diurético y antiséptico, entre otras muchas posibilidades.

Albahaca
Posee propiedades aperitivas, digestivas y ligeramente sedantes.

Albaricoquero
Puede usarse como laxante. Su jugo sobre la piel actúa como un magnífico tónico.

Alcachofa
Se indica para anorexia, dispepsias, hepatitis y estreñimiento.

Alhucema
Estimulante y antiespasmódico.

Aliaria
Estimulante.

Alisma
Antiinflamatorio.

Almendro
Cicatrizante.

Almizclera
Cicatrizante.

Alquimila alpina
Antiinflamatorio.

Alquimila arvense
Tónico.

Amapola
Sedante.

Angélica
Antiinflamatorio.

Arándano
Indicado en várices, hemorroides y edemas por insuficiencia venosa. Astringente y antiinflamatorio.

Arrayán
Astringente.

Avena
Posee sales minerales y está indicada para procesos de convalecencias.

Bálsamo
Cicatrizante.

Berza
Antiescorbútico. Vulnerario. Cicatrizante.

Berza marina
Cicatrizante.

Bistorta
Posee vitamina C, azúcares, almidón, ácido gálico y ácido oxálico, por lo que se emplea como tónico general o reconstituyente.

Biznaga
Antibiótico.

Borraja
Antiinflamatorio.

Candilera
Cicatrizante.

Cariofilada
Astringente.

Castañuela
Astringente. Antidiarreico. Nutritivo.

Cebolla
Antiinflamatorio.

Cincoenrama
Astringente.

Ciruelo
Vitamínico.

Clavo
Cicatrizante.

Coclearia
Antiinflamatorio.

Cólquico
Antiinflamatorio.

Consuelda
Cicatrizante.

Coris
Cicatrizante.

Culantro
Antiinflamatorio.

Dentaria
Cicatrizante.

Draba
Antiinflamatorio.

Equiseto menor

Sus componentes le proporcionan propiedades hemostáticas y cicatrizantes de úlceras y heridas.

Erisimo

Balsámico.

Escorzonera

Antirreumático.

Escrofularia

Antiinflamatorio.

Espliego

Se emplea como sedante y cicatrizante.

Eucalipto

Antiséptico.

Glaucio

Antiverrugas.

Gordolobo

Antiinflamatorio.

Guija tuberosa

Astringente.

Harpago

Antiinflamatorio.

Hepática
Antiinflamatorio.

Hierba callera
Cicatrizante.

Hierba mora
Analgésico.

Hinojo
Posee propiedades antiinflamatorias para uso externo.

Hipérico
Cicatrizante.

Iva
Cicatrizante.

Lentibularia
Cicatrizante.

Lepidio
Antiinflamatorio.

Licopodio
Su acción emoliente ayuda a mejorar las afecciones dérmicas.

Limonero

Externamente se lo utiliza como antiséptico, cicatrizante e hidratante.

Malvavisco

Es un buen emoliente indicado para abscesos y forúnculos.

Manzanilla

Es una de las plantas más tradicionalmente usada con fines curativos y se le han comprobado muchas propiedades. Entre ellas: antiinflamatoria, antimicrobiana, carminativa, espasmolítica, antiulcerosa y sedante.

Manzanilla romana

Se usa con fines antiinflamatorios.

Maravilla

Se emplea como emenagogo, antiespasmódico, colerético, sudorífico. Tiene propiedades antiinflamatorias, hipotensoras, antisépticas y cicatrizantes.

Maya

De forma externa se aplica en el tratamiento de heridas, llagas y forúnculos.

Moral

Es un buen antiinflamatorio y astringente.

Nevadilla

Se utiliza para curar heridas.

Nogal

Externamente sirve para curar heridas.

Olmo

Es astringente y antiinflamatorio.

Ombligo de Venus

Es refrescante y cicatrizante, por lo que es un buen remedio para curar llagas y heridas.

Parietaria

De forma externa se emplea para quemaduras y contusiones.

Peonia

Es un eficaz antibiótico y antiinflamatorio.

Persicaria

Se administra como tópico, resultando eficaz para curar llagas y úlceras dérmicas.

Pimienta acuática

Sirve para activar la cicatrización de úlceras y llagas. Es hemostático, antiinflamatorio y vulnerario.

Pimpinela menor

Tiene propiedades astringentes y se emplea en irritaciones de garganta, heridas, llagas y diarreas.

Pino albar

Antiséptico. Expectorante. Diurético.

Pulmonaria

Buen cicatrizante y astringente.

Rapónchigo

Tiene propiedades astringentes y vulnerarias.

Regaliz

Funciona como antiinflamatorio y antibacteriano.

Rododendro

Son notables sus virtudes antiinflamatorias.

Romero

Tiene acción tónica, antiséptica, analgésico y cicatrizante.

También se usa en casos de alopecia para estimular el cuero cabelludo y favorecer el crecimiento del cabello.

Rosal silvestre

Sus principales bondades son los efectos antidiarreicos, antiinflamatorios y cicatrizantes.

Salicaria
Astringente, cicatrizante, antiséptico y hemostático.

Taray
Astringente y cicatrizante.

Terebinto
Tiene virtudes astringentes.

Uva de gato
Es astringente, refrescante y cicatrizante.

Vara de oro
Sus componentes actúan como astringentes y anti-inflamatorios en eczemas, heridas o ulceraciones cutáneas.

Verónica
Es astringente, y favorece la curación de heridas y aftas bucales.

Vulneraria
Es cicatrizante, astringente y vulnerario.

www.ingramcontent.com/pod-product-compliance
Lightning Source LLC
Chambersburg PA
CBHW051213250726
48655CB00006B/2392